58 Recetas De Comidas Para Prevenir Infartos:

La Solución a Sobrevivientes De Infartos Para Una Dieta Saludable y Una Vida Larga

Por

Joe Correa CSN

DERECHOS DE AUTOR

RECONOCIMIENTOS

Este libro está dedicado a mis amigos y familiares que han tenido una leve o grave enfermedad, para que puedan encontrar una solución y hacer los cambios necesarios en su vida.

58 Recetas De Comidas Para Prevenir Infartos:

La Solución a Sobrevivientes De Infartos Para Una Dieta Saludable y Una Vida Larga

Por

Joe Correa CSN

CONTENIDOS

ACERCA DEL AUTOR

Luego de años de investigación, honestamente creo en los efectos positivos que una nutrición apropiada puede tener en el cuerpo y la mente. Mi conocimiento y experiencia me han ayudado a vivir más saludablemente a lo largo de los años y los cuales he compartido con familia y amigos. Cuanto más sepa acerca de comer y beber saludable, más pronto querrá cambiar su vida y sus hábitos alimenticios.

La nutrición es una parte clave en el proceso de estar saludable y vivir más, así que empiece ahora. El primer paso es el más importante y el más significativo.

INTRODUCCIÓN

58 Recetas De Comidas Para Prevenir Infartos: La Solución a Sobrevivientes De Infartos Para Una Dieta Saludable y Una Vida Larga

Por Joe Correa CSN

Los infartos son una de las causas principales de muerte en el mundo. Los estilos de vida modernos, dietas pobres y empleos sedentarios son la principal causa de estadísticas sorprendentes: en Estados Unidos, cerca de 800,000 personas mueren por infartos cada día. Junto con las enfermedades cardíacas, cáncer y accidentes, los infartos son una de las principales causas de muerte, y deberían ser tomados con seriedad.

Teniendo en mente que cada 40 segundos alguien muere por un infarto, es importante empezar a pensar acerca del sistema cardiovascular completo y su salud, incluyendo el corazón. La prevención es clave en la reducción de la posibilidad de contraer esta enfermedad.

Un infarto ocurre cuando el suplemento de sangre al cerebro es interrumpido. Esto puede ocurrir cuando los vasos sanguíneos están bloqueados o se rompe un vaso sanguíneo cerebral. En ambos casos, causa que el tejido cerebral muera, llevando a una muerte rápida y repentina. Esta es exactamente la razón por la que el infarto es una condición médica seria y debería ser tratada tan rápido como sea posible.

Sin embargo, debe tener en mente que un infarto puede ser prevenido fácilmente. El problema principal recae en hábitos nutricionales malos que deberían ser reemplazados por hábitos saludables y buenos. Esto incluye primariamente alimentos frescos, crudos, orgánicos y saludables que ayudarán a su cuerpo a lidiar con los retos diarios y curarse a sí mismo.

Este libro es una colección excelente de recetas que ayudarán a su sistema cardiovascular a funcionar mejor que nunca y reducir el riesgo de tener un infarto. Estas recetas están basadas en alimentos orgánicos y naturales que están repletos de grasas saludables, carbohidratos, proteínas, vitaminas y minerales.

Además, este libro ofrece soluciones deliciosas y formas de preparar estos platos. Numerosas combinaciones reemplazarán rápidamente sus desayunos, almuerzos, bocadillos y cenas usuales y típicos. ¡Pruebe cada una de ellas y disfrute de una vida saludable!

58 RECETAS DE COMIDAS PARA PREVENIR INFARTOS: LA SOLUCIÓN A SOBREVIVIENTES DE INFARTOS PARA UNA DIETA SALUDABLE Y UNA VIDA LARGA

1. Tortilla de Batata

Ingredientes:

6 huevos grandes, batidos

1 pimiento mediano, en rodajas

1 cebolla morada pequeña, picada fina

1 taza de batatas, en cubos

2 dientes de ajo, aplastados

¼ taza de Queso cheddar, rallado

1 cucharada de perejil fresco, picado fino

1 cucharada de aceite de oliva extra virgen

Preparación:

Preparar los vegetales. Poner las batatas en una olla de agua hirviendo y cocinar por 10 minutos. Remover del fuego y colar.

Batir los huevos, perejil y queso en un tazón mediano. Mezclar y dejar a un lado.

Precalentar el aceite en una sartén antiadherente grande a fuego medio/alto. Añadir el ajo, cebolla y pimienta y cocinar por 3-4 minutos.

Agregar las batatas y cocinar 3 minutos más. Verter la mezcla de huevo sobre los vegetales y revolver. Cocinar hasta que los huevos estén listos y remover del fuego.

Servir inmediatamente.

Información nutricional por porción: Kcal: 229, Proteínas: 12.4g, Carbohidratos: 15.6g, Grasas: 13g

2.   Papas con Ajo

Ingredientes:

3 papas grandes, sin piel y en gajos

3 cucharadas de aceite de oliva extra virgen

4 dientes de ajo, picados

1 cebolla pequeña, picada fina

1 cucharada de tomillo fresco, picado

1 cucharadita de romero fresco, picado

¼ cucharadita de pimienta negra molida fresca

Preparación:

Poner las papas en una olla de agua hirviendo y cocinarlas por 10 minutos. Remover y colar bien. Refrescar bajo agua fría y colar nuevamente. Dejar a un lado.

Precalentar el aceite en una sartén pequeña a fuego medio/alto. Añadir el ajo y cebolla y cocinar por 3 minutos. Agregar el tomillo, romero y pimienta. Cocinar por 2 minutos más y remover del fuego.

Precalentar el grill a temperatura media/alta. Cepillar las papas con la mezcla de aceite y grillar por 8-10 minutos.

Transferir las papas a un plato y rociar con la mezcla restante. Cubrir con crema agria y servir inmediatamente.

Información nutricional por porción: Kcal: 383, Proteínas: 6.1g, Carbohidratos: 48g, Grasas: 19.8g

3.   Ternera y Pimientos en Salsa de Leche

Ingredientes:

1 libra de carne magra, en trozos pequeños

½ taza de caldo de pollo, sin sal

2 pimientos rojos grandes, sin semillas y por la mitad

4 cucharadas de leche baja en grasas

1 cebolla pequeña, picada fina

1 cucharada de aceite de oliva

¼ cucharadita de pimienta negra, molida

Preparación:

Precalentar el aceite en una sartén grande a fuego medio/alto. Añadir los trozos de carne y cocinar por 5 minutos. Verter el caldo de pollo y cocinar 5 minutos más, hasta que el líquido evapore. Remover la carne y reservar la sartén.

Añadir el ajo y cebolla. Cocinar hasta que trasluzca y agregar las mitades de pimiento. Cocinar por 2-3 minutos.

Verter la leche y cocinar 2 minutos más. Remover del fuego.

Servir la carne con los pimientos y rociar con la salsa de leche restante de la sartén. Servir caliente.

Información nutricional por porción: Kcal: 260, Proteínas: 29g, Carbohidratos: 7g, Grasas: 12.6g

4.   Batido de Naranja y Durazno

Ingredientes:

2 duraznos grandes, sin carozo y en trozos

1 naranja grande, sin piel

1 taza de leche baja en grasas

½ cucharadita de extracto de cereza

1 banana grande

1 cucharada de semillas de girasol

Preparación:

Lavar los duraznos y cortarlos por la mitad. Remover los carozos y cortar en piezas pequeñas. Transferir a una procesadora.

Pelar la naranja y dividirla en gajos. Transferir a la procesadora. Pelar la banana y trozarla. Transferir a la procesadora junto con la leche y extracto de cereza. Pulsar por 2 minutos, hasta que esté cremoso y suave.

Transferir a vasos y cubrir con semillas de girasol. Refrigerar por 15 minutos antes de servir.

Información nutricional por porción: Kcal: 157, Proteínas: 4.9g, Carbohidratos: 31.2g, Grasas: 2.6g

5.   Huevos Revueltos con Champiñones

Ingredientes:

1 taza de champiñones, en rodajas

1 pimiento verde grande, en rodajas

5 huevos grandes

1 cucharada de cebollines

½ cucharadita de orégano seco, molido

2 cucharadas de leche baja en grasas

1 cucharada de aceite de oliva

¼ cucharadita de pimienta negra, molida

Preparación:

Precalentar el aceite en una sartén antiadherente grande a fuego medio/alto. Añadir los champiñones y pimientos. Cocinar por 5 minutos. Revolver ocasionalmente.

Mientras tanto, batir los huevos con los cebollines, orégano, leche y pimiento. Verter la mezcla en una sartén y freír por 3-5 minutos. Usando una espátula, remover el huevo del fondo para cocinar equitativamente.

Remover del fuego y servir inmediatamente.

Información nutricional por porción: Kcal: 276, Proteínas: 18.1g, Carbohidratos: 8g, Grasas: 20.1g

6.   Zanahoria y Avena Caliente

Ingredientes:

1 taza de copos de avena

1 taza de leche baja en grasas

1 taza de zanahorias, pre cocidas

¼ cucharadita de canela, molida

1 cucharada de semillas de linaza

1 cucharada de miel

1 cucharada de Nueces Brasileras, trozadas

Preparación:

Lavar y pelar las zanahorias. Trozar en rodajas finas y poner en una olla de agua hirviendo. Cocinar por 15 minutos. Remover del fuego y colar. Dejar reposar.

Mientras tanto, combinar la avena, leche, canela y miel en un tazón. Llevar al microondas por 3 minutos y dejar a un lado.

Poner las zanahorias en una procesadora. Procesar hasta que sean puré y añadirlas a la avena. Revolver bien y recalentar en microondas.

Rociar con nueces y semillas de linaza antes de servir.

Información nutricional por porción: Kcal: 322, Proteínas: 11.2g, Carbohidratos: 49.6g, Grasas: 9.6g

7.   Trucha con Pasta

Ingredientes:

1 libra de filetes de trucha

8 onzas de pasta

1 taza de salsa de tomate

2 cucharadas de aceite de oliva extra virgen

1 cucharada de vinagre balsámico

2 dientes de ajo, picados

1 cucharadita de Mezcla de sazón italiano

¼ cucharadita de orégano seco, molido

1 cucharada de perejil fresco, picado fino

1 cucharada de jugo de limón, recién exprimido

Preparación:

Preparar la pasta usando las instrucciones del paquete. Colar y dejar a un lado.

Precalentar el aceite en una sartén grande a fuego medio/alto. Añadir el ajo y saltear por 2-3 minutos. Agregar los filetes de pescado y rociar con vinagre balsámico, mezcla de sazón italiano, orégano y jugo de limón. Cocinar los filetes por 5 minutos de cada lado. Remover del fuego.

Transferir la pasta a platos y cubrir con los filetes de pescado. Rociar con perejil y servir inmediatamente.

Información nutricional por porción: Kcal: 458, Proteínas: 37.6g, Carbohidratos: 35.1g, Grasas: 18.1g

8.   Ensalada de Frutilla y Espinaca

Ingredientes:

10 onzas de espinaca fresca, en trozos

1 taza de frutillas, en trozos

1 pepino mediano, en rodajas

2 cucharadas de almendras, trozadas

2 cucharadas de jugo de naranja, recién exprimido

1 cucharada de aceite de oliva extra virgen

1 cucharada de miel

Preparación:

Combinar las almendras, jugo de naranja, aceite y miel en un tazón mediano. Revolver y dejar a un lado.

Lavar la espinaca bajo agua fría. Colar y trozar. Dejar a un lado.

Lavar las frutillas y trozarlas. Dejar a un lado.

Lavar el pepino y cortarlo en rodajas finas. Dejar a un lado.

Combinar la espinaca, frutillas y pepino en un tazón de ensalada. Revolver bien y rociar con la salsa. Sacudir para cubrir y refrigerar pro 20 minutos antes de servir.

Información nutricional por porción: Kcal: 141, Proteínas: 4.6g, Carbohidratos: 18.4g, Grasas: 7.3g

9. Estofado de Porotos

Ingredientes:

10 onzas de porotos, remojados

1 taza de tomates enlatados, en cubos

1 cucharada de pasta de tomate

1 pimiento mediano

1 cucharada de aceite de oliva

1 cebolla pequeña, picada fina

2 dientes de ajo, aplastados

1 papa mediana, en trozos

2 tazas de agua

Preparación:

Remojar los porotos por la noche. Colar y lavar bajo agua fría. Colar y dejar a un lado.

Poner los porotos en una olla y añadir 3 tazas de agua. Hervir y continuar cocinando por 15 minutos. Remover del fuego, colar y dejar a un lado.

Pelar la papa y cortarla en trozos pequeños. Poner en una olla de agua hirviendo y cocinar por 5 minutos. Remover del fuego y colar bien. Dejar a un lado.

Precalentar el aceite en una olla profunda a fuego medio/alto. Añadir el ajo y cebollas, y freír por 3-4 minutos.

Agregar todos los ingredientes y hervir. Reducir el fuego al mínimo y tapar. Cocinar por 30 minutos.

Servir caliente.

Información nutricional por porción: Kcal: 227, Proteínas: 12.1g, Carbohidratos: 39.8g, Grasas: 3g

10. Filetes de Atún con Tomates Cherry

Ingredientes:

2 libras de filetes de atún

3 dientes de ajo, aplastados

4 cucharadas de aceite de oliva extra virgen

1 cucharadita de cilantro fresco, picado fino

1 cucharada de romero fresco, picado

2 cucharadas de jugo de limón, recién exprimido

¼ cucharadita de pimienta negra molida fresca

1 taza de tomates cherry, por la mitad

Preparación:

Lavar los filetes de atún bajo agua fría y secar con papel de cocina.

En un tazón pequeño, combinar el aceite, ajo, cilantro, romero, jugo de limón y pimienta. Revolver y esparcir la mezcla sobre el pescado.

Precalentar el grill a temperatura media/alta. Grillar los filetes por 5-7 minutos de cada lado. Servir con tomates cherry frescos.

Información nutricional por porción: Kcal: 369, Proteínas: 45.7g, Carbohidratos: 2.2g, Grasas: 19g

11.   Ensalada de Moras Cremosa

Ingredientes:

1 taza de moras frescas

1 taza de frutillas, por la mitad

1 manzana Granny Smith grande, en trozos pequeños

1 pepino grande, en rodajas

1 taza de crema agria, baja en grasas

1 cucharada de miel, cruda

2 cucharadas de aceite de oliva

2 cucharadas de almendras, trozadas

1 cucharada de nueces, en trozos

Preparación:

Lavar y preparar las frutas y vegetales.

Combinar la crema agria, almendras, nueces, miel y aceite en un tazón mediano. Dejar reposar.

Combinar las moras, frutillas, manzana y pepino en un tazón de ensalada grande. Añadir la mezcla de crema agria y revolver para cubrir los ingredientes.

Refrigerar por 15 minutos antes de servir.

Información nutricional por porción: Kcal: 296, Proteínas: 4.3g, Carbohidratos: 24.3g, Grasas: 22.2g

12. Salmón Grillado con Papas

Ingredientes:

2 libras de filetes de salmón

2 papas grandes, en trozos pequeños

3 cucharadas de jugo de limón, recién exprimido

3 dientes de ajo, aplastados

1 cucharada de albahaca fresca, picada fina

1 cucharada de romero fresco, picado

4 cucharadas de aceite de oliva

¼ cucharadita de pimienta negra, molida

Preparación:

Lavar los filetes bajo agua fría y secar con papel de cocina.

Pelar las papas y trozarlas. Poner en una olla de agua hirviendo y cocinar por 15 minutos. Remover y colar. Dejar a un lado.

En un tazón grande, combinar el aceite de oliva, ajo, romero, albahaca, jugo de limón y pimienta. Dejar a un lado.

Precalentar el grill a temperatura media/alta. Cepillar los filetes con la salsa y poner en el grill.

Cocinar por 2-3 minutos de cada lado. Remover del fuego y transferir a un plato. Añadir las papas y rociar con la salsa restante. Servir inmediatamente.

Información nutricional por porción: Kcal: 388, Proteínas: 31.6g, Carbohidratos: 20.4g, Grasas: 20.9g

13.   Sopa Crema de Puerro

Ingredientes:

1 taza de puerros, en trozos

1 papa mediana

1 zanahoria grande, en trozos

1 taza de caldo de pollo, sin sal

1 taza de leche baja en grasas

1 taza de espinaca, picada fina

1 cucharada de perejil, picado fino

¼ cucharadita de pimienta negra, molida

Preparación:

Lavar y preparar los vegetales. Poner los puerros, espinaca y apio en una olla de agua hirviendo. Cocinar por 3 minutos y remover del fuego. Colar y dejar a un lado.

Poner la papa en una olla de agua hirviendo y cocinar por 5 minutos. Remover y colar. Dejar a un lado.

Combinar los puerros, papa, zanahoria y espinaca en una olla profunda. Verter el caldo de pollo y leche. Rociar con pimienta y perejil. Hervir y reducir el fuego al mínimo. Cocinar por 15 minutos y remover del fuego.

Servir caliente.

Información nutricional por porción: Kcal: 89, Proteínas: 4g, Carbohidratos: 17.8g, Grasas: 0.3g

14. Batido de Banana y Almendra

Ingredientes:

1 banana grande, en trozos

2 cucharadas de almendras

1 taza de Yogurt griego

1 zanahoria pequeña, en rodajas

1 cucharadita de extracto de vainilla

Preparación:

Pelar la banana y trozarla. Dejar a un lado.

Pelas las zanahorias y cortarlas en rodajas finas. Dejar a un lado.

Combinar la banana, zanahorias, almendras, yogurt y extracto de vainilla en una procesadora. Pulsar hasta que esté suave y transferir a vasos. Rociar con almendras y añadir hielo antes de servir.

Información nutricional por porción: Kcal: 202, Proteínas: 14.3g, Carbohidratos: 24.4g, Grasas: 5.6g

15.   Shiitake con Verdes de Ensalada

Ingredientes:

1 taza de Champiñones Shiitake, en trozos

2 tazas de verdes de ensalada, en trozos

2 dientes de ajo, picados

2 cucharadas de aceite de oliva extra virgen

2 cucharadas de jugo de limón, recién exprimido

1 cucharada de Mostaza de Dijon

¼ cucharadita de pimienta negra

½ taza de caldo de pollo, sin sal

Preparación:

En un tazón mediano, combinar 1 cucharada de aceite de oliva, ajo, jugo de limón, mostaza y pimienta. Dejar a un lado.

Precalentar el aceite restante en una sartén antiadherente grande a fuego medio/alto. Añadir los champiñones y cocinar por 10 minutos. Transferir a un tazón y reservar la sartén.

Verter el caldo de pollo en la sartén y añadir el ajo. Hervir y agregar los verdes de ensalada. Cocinar por 5 minutos y reducir el fuego. Añadir los champiñones y cocinar 2 minutos más. Remover del fuego y transferir a un plato. Rociar con la salsa y servir inmediatamente.

Información nutricional por porción: Kcal: 185, Proteínas: 4g, Carbohidratos: 14.5g, Grasas: 14g

16.   Pechugas de Pavo con Calabacín

Ingredientes:

1 libra de pechugas de pavo, sin piel ni hueso

1 calabacín grande, sin piel y en trozos

3 dientes de ajo, picados

1 cebolla pequeña, picada fina

3 cucharadas de aceite de oliva extra virgen

¼ cucharadita de pimienta negra, molida

Preparación:

Pelar los calabacines y cortarlos por la mitad. Remover las semillas y cortar en trozos pequeños. Poner en una olla de agua hirviendo y cocinar por 5 minutos. Dejar a un lado.

Precalentar el aceite en una sartén grande a fuego medio/alto. Añadir el ajo y cebollas y cocinar por 3 minutos. Agregar las pechugas de pavo y cocinar por 10 minutos más. Añadir el calabacín y rociar con pimienta. Cocinar por 3 minutos y remover del fuego.

Servir inmediatamente.

Información nutricional por porción: Kcal: 232, Proteínas: 20.7g, Carbohidratos: 9.9g, Grasas: 12.6g

17. Estofado Magro de Camarones con Brotes de Bruselas

Ingredientes:

1 libra de camarones grandes, limpios y sin vaina

7 onzas de Brotes de Bruselas, recortados

5 onzas de okra

2 zanahorias pequeñas, en rodajas

3 onzas de maíz bebé

2 tazas de caldo de pollo

2 tomates grandes, en cubos

2 cucharadas de pasta de tomate

½ cucharadita de ají picante, molido

¼ cucharadita de pimienta negra molida fresca

½ taza de aceite de oliva

1 cucharada de vinagre balsámico

1 cucharada de romero fresco, picado

1 tallo de apio pequeño, para decorar

2 cucharadas de crema agria

Preparación:

Lavar los camarones bajo agua fría y secar con papel de cocina. Dejar a un lado.

Combinar 3 cucharadas de aceite de oliva, vinagre balsámico, romero y pimienta en un tazón grande. Revolver bien y poner los camarones en el tazón. Sacudir para combinar y refrigerar por 20 minutos.

Mientras tanto, lavar y preparar los vegetales. Recortar las hojas externas de los brotes de Bruselas y cortar las zanahorias en rodajas.

Precalentar el aceite restante en una olla profunda a fuego medio/alto. Añadir los brotes de Bruselas, okra, zanahorias y apio. Saltear por 5 minutos. Agregar los tomates, pasta de tomate y ají picante. Rociar con pimienta y revolver para combinar. Cocinar por 3 minutos más.

Colar los camarones y añadirlos a la olla. Verter 2 tazas de agua y revolver. Reducir el fuego al mínimo y cocinar por 15 minutos. Añadir el maíz y cocinar 3 minutos más. Remover del fuego y transferir a un plato. Cubrir con crema agria y rociar con marinada.

Información nutricional por porción: Kcal: 193, Proteínas: 15.7g, Carbohidratos: 20.1g, Grasas: 7.2g

18.   Batata y Atún

Ingredientes:

1 libra de filetes de atún

4 cucharadas de aceite de oliva

1 cucharada de vinagre balsámico

2 cucharadas de jugo de limón

1 cucharada de almendras tostadas

¼ cucharadita de pimienta negra, molida

1 batata mediana

Preparación:

En un tazón mediano, combinar el aceite, vinagre, jugo de limón, almendras y pimienta. Mezclar bien y dejar a un lado.

Pelar las batatas y cortar en trozos pequeños. Poner en una olla de agua hirviendo y cocinar por 20 minutos. Remover del fuego y dejar a un lado.

Precalentar el grill a temperatura media/alta. Cepillar los filetes con marinada y grillar por 2-3 minutos de cada lado.

Transferir a un plato y servir con las batatas. Rociar con marinada y servir inmediatamente.

Información nutricional por porción: Kcal: 491, Proteínas: 41.4g, Carbohidratos: 8.7g, Grasas: 32g

19.   Ensalada de Ananá

Ingredientes:

1 taza de trozos de ananá

1 mango grande, en trozos

1 taza de Lechuga Iceberg, en trozos grandes

1 taza de espinaca fresca, en trozos grandes

1 taza de arándanos

4 cucharadas de jugo de naranja, recién exprimido

2 cucharadas de jugo de limón

1 cucharada de miel

2 cucharadas de nueces, en trozos

Preparación:

Combinar el jugo de naranja, jugo de limón, miel y nueces en un tazón pequeño. Mezclar hasta que se incorpore y dejar a un lado.

Lavar y preparar las frutas y vegetales.

Pelar y cortar el ananá y mango en trozos pequeños. Dejar a un lado.

En un colador grande, combinar la lechuga y espinaca y lavar bajo agua fría. Trozar con las manos y dejar a un lado.

Lavar los arándanos y combinarlos con el ananá, mango, lechuga y espinaca en un tazón de ensalada grande. Rociar con marinada y refrigerar por 15 minutos antes de servir.

Información nutricional por porción: Kcal: 192, Proteínas: 3.5g, Carbohidratos: 40.5g, Grasas: 3.9g

20. Quínoa Cremosa con Dátiles

Ingredientes:

1 taza de quínoa, pre cocida

¼ taza de dátiles, en trozos

1 cucharada de anacardos, en trozos

1 cucharadita de semillas de calabaza

¼ cucharadita de canela, molida

1 taza de leche baja en grasas

1 cucharada de miel

Preparación:

Poner la quínoa en una olla profunda. Añadir 3 tazas de agua y hervir. Reducir el fuego al mínimo y cocinar por 15 minutos. Remover del fuego y colar. Dejar a un lado.

Combinar la quínoa, dátiles, canela, anacardos, leche y miel en un tazón mediano. Revolver para combinar y transferir a platos.

Cubrir con semillas de calabaza y servir inmediatamente.

Información nutricional por porción: Kcal: 192, Proteínas: 3.5g, Carbohidratos: 40.5g, Grasas: 3.9g

21. Magdalenas de Cereza

Ingredientes:

2 tazas de harina de trigo

7 onzas de cerezas, sin carozo

3 cucharadita de polvo de hornear

1 taza de leche baja en grasas

6 cucharadas de queso crema bajo en grasas

1 cucharada de miel líquida

2 huevos grandes

1 pera grande, sin piel, sin centro y en trozos pequeños

Preparación:

Precalentar el horno a 400°.

En un tazón mediano, combinar la harina y polvo de hornear. Revolver y dejar a un lado.

Lavar las cerezas y pera. Cortar por la mitad y remover los carozos. Pelar la pera y remover el centro. Trozar y dejar a un lado.

Combinar la pera, cerezas, huevos, leche y miel en un tazón grande. Revolver y verter la mezcla sobre la de harina. Mezclar hasta obtener una masa.

Engrasar moldes de magdalenas con aceite y verter la mezcla en ellos. Cubrir con queso crema.

Llevar al horno y cocinar por 25 minutos. Remover y dejar reposar.

Servir caliente.

Información nutricional por porción: Kcal: 278, Proteínas: 9.4g, Carbohidratos: 47.5g, Grasas: 7.3g

22.   Batido de Frutillas y Banana

Ingredientes:

1 taza de frutillas

1 banana grande

1 taza de leche baja en grasas

1 cucharada semillas de calabaza

1 cucharadita de extracto de vainilla

Preparación:

Lavar las frutillas bajo agua fría y cortar por la mitad. Transferir a una procesadora.

Pelar la banana y trozarla. Añadir a la procesadora junto con la leche y extracto de vainilla. Pulsar por 2 minutos, hasta que esté suave y cremoso.

Transferir a vasos y cubrir con semillas de calabaza. Refrigerar por 15 minutos o añadir hielo antes de servir.

Información nutricional por porción: Kcal: 116, Proteínas: 4.2g, Carbohidratos: 18.7g, Grasas: 3.3g

23. Omelette de Apio y Nuez Moscada

Ingredientes:

1 taza de apio, picado

1 cebolla morada grande, en trozos

¼ cucharadita de nuez moscada, molida

6 huevos grandes

1 cucharada de leche baja en grasas

1 cucharada de aceite de oliva

Preparación:

En un tazón mediano, batir los huevos con la nuez moscada y leche. Dejar a un lado.

Lavar y preparar el apio y cebolla. Dejar a un lado.

Precalentar el aceite en una sartén antiadherente grande a fuego medio/alto. Añadir la cebolla y freír por 2 minutos. Agregar el apio y continuar cocinando por 2 minutos más.

Verter la mezcla de huevo en la sartén y cocinar por 3-4 minutos. Doblar el Omelette y remover de la sartén.

Servir inmediatamente.

Información nutricional por porción: Kcal: 212, Proteínas: 13.5g, Carbohidratos: 6.8g, Grasas: 14.9g

24.   Sopa Crema de Puerro y Alcachofa

Ingredientes:

1 libra de puerros, en trozos

1 cebolla mediana

1 taza de alcachofa, en trozos

1 cucharada de aceite de oliva

1 cucharada de perejil fresco, picado fino

3 tazas de caldo vegetal, sin sal

2 cucharadas de jugo de limón, recién exprimido

¼ cucharadita de pimienta negra, molida

Preparación:

Precalentar el aceite en una olla profunda a fuego medio/alto. Añadir las cebollas y freír por 2-3 minutos.

Agregar los puerros, alcachofas y jugo de limón. Revolver bien y cocinar por 2 minutos. Agregar el caldo vegetal y rociar con pimienta a gusto. Cocinar por 15 minutos. Remover del fuego.

Usando un colador grande, colar el líquido hacia otra olla. Transferir los vegetales a una procesadora y pulsar hasta que estén suaves. Retornar a la olla con el caldo. Calentar por 4-5 minutos y servir inmediatamente.

Información nutricional por porción: Kcal: 102, Proteínas: 4.5g, Carbohidratos: 15.4g, Grasas: 4.5g

25.　Ternera Horneada con Zanahorias

Ingredientes:

1 libra de carne magra, en trozos pequeños

1 cucharada de harina de trigo

2 cucharadas de aceite de oliva

1 zanahoria mediana, en trozos

1 taza de salsa de tomate

1 cucharada de vinagre balsámico

¼ cucharadita de pimienta negra molida fresca

1 cucharada de tomillo fresco, picado

Preparación:

Precalentar el horno a 400°.

Combinar la harina, vinagre, salsa de tomate y una cucharada de aceite de oliva. Dejar a un lado.

Engrasar una fuente de hornear grande con aceite. Esparcir los trozos de carne en ella. Rociar con pimienta y tomillo, y frotarlos sobre la carne. Agregar las rodajas de zanahoria entre los trozos de ternera y llevar al horno.

Cocinar por 15 minutos y añadir la salsa de tomate. Esparcir bien y continuar cocinando 5 minutos más. Remover del horno y servir caliente.

Información nutricional por porción: Kcal: 102, Proteínas: 4.5g, Carbohidratos: 15.4g, Grasas: 4.5g

26.   Damascos y Avena con Semillas de Linaza

Ingredientes:

4 damascos medianos, en trozos

1 taza de leche baja en grasas

1 cucharada de miel

1 cucharada de semillas de linaza

1 taza de avena

Preparación:

Lavar los damascos y cortarlos por la mitad. Remover los carozos y trozar en piezas pequeñas. Transferir a una olla profunda y añadir 2 tazas de agua. Hervir y cocinar por 2 minutos. Remover y colar. Dejar a un lado.

Combinar la avena, leche, miel y semillas de linaza. Revolver y llevar al microondas. Calentar por 1 minutos y añadir los damascos.

Servir inmediatamente.

Información nutricional por porción: Kcal: 300, Proteínas: 11g, Carbohidratos: 51g, Grasas: 6.7g

27. Pechuga de Pavo con Crema de Rúcula

Ingredientes:

1 libra de pechugas de pavo, sin piel ni hueso

1 taza de rúcula fresca, en trozos

1 tomate grande, en cubos

3 cucharadas de aceite de oliva

2 cucharadas de jugo de limón, recién exprimido

½ cucharadita de pimienta negra molida fresca

1 cucharadita de tomillo seco, molido

Preparación:

En un tazón grande, combinar la rúcula, tomate, jugo de limón y pimienta. Revolver bien y transferir a una licuadora. Procesar hasta que esté cremoso y dejar a un lado.

Precalentar el aceite en una sartén antiadherente grande a fuego medio/alto. Añadir las pechugas de pavo y rociar con tomillo. Cocinar por 4-5 minutos de cada lado.

Transferir a un plato y verter la crema de rúcula encima. Servir con gajos de limón o rociar con ralladura de limón.

Información nutricional por porción: Kcal: 294, Proteínas: 26.7g, Carbohidratos: 9.6g, Grasas: 16.8g

28.   Pasta con Batata

Ingredientes:

1 libra de pasta de trigo integral

2 tomates grandes, en cubos

3 cucharadas de pasta de tomate

2 batatas medianas, en trozos

2 cucharadas de crema agria

1 cucharada de vinagre balsámico

1 cucharadita de orégano seco

½ cucharadita de Mezcla de sazón italiano

1 cucharada de perejil fresco, picado fino

Preparación:

Cocinar la pasta usando las instrucciones del paquete. Remover del fuego y colar. Dejar a un lado.

Pelar las batatas y trozar en piezas pequeñas. Poner en una olla de agua hirviendo y cocinar hasta que ablande. Remover del fuego y colar. Dejar enfriar.

Precalentar el aceite en una sartén grande a fuego medio/alto. Añadir los tomates, pasta de tomate, orégano y mezcla de sazón italiano. Revolver y cocinar por 2 minutos. Agregar las batatas y crema agria. Cocinar 2 minutos más y remover del fuego.

Transferir la pasta a platos y cubrir con la salsa. Rociar con perejil fresco y servir inmediatamente.

Información nutricional por porción: Kcal: 304, Proteínas: 10.4g, Carbohidratos: 59.6g, Grasas: 2.9g

29. Polenta con Pimientos

Ingredientes:

1 taza de maicena

3 tazas de agua

1 cebolla pequeña, picada fina

1 pimiento rojo mediano, en trozos

1 pimiento verde mediano, en trozos

1 cucharada de aceite vegetal

½ taza de crema agria, baja en grasas

Preparación:

Verter el agua en una olla profunda. Hervir y añadir la maicena lentamente. Cocinar por 20 minutos a fuego medio. Revolver constantemente hasta que espese. Remover del fuego y dejar a un lado.

Precalentar el aceite en una olla antiadherente mediana a fuego medio/alto. Añadir la cebolla y freír hasta que trasluzca. Agregar los pimientos y cocinar por 5 minutos. Remover del fuego y dejar a un lado.

Transferir la polenta a platos y verter los pimientos y cebolla. Cubrir con crema agria y servir inmediatamente.

Información nutricional por porción: Kcal: 304, Proteínas: 10.4g, Carbohidratos: 59.6g, Grasas: 2.9g

30. Estofado de Frijoles Verdes y Brotes de Bruselas

Ingredientes:

1 taza de frijoles verdes, en trozos

1 taza de Brotes de Bruselas, en trozos

2 tazas de caldo vegetal

1 zanahoria grande, en trozos

1 taza de batatas, en trozos

1 tomate grande, en cubos

2 cucharadas de pasta de tomate

1 cucharadita de pimienta cayena, molida

¼ cucharadita de pimienta negra, molida

2 cucharadas de aceite de oliva

1 cucharadita de tomillo seco, molido

Preparación:

Poner las batatas en una olla de agua hirviendo. Cocinar por 10 minutos y remover del fuego. Colar y dejar a un lado.

Precalentar el aceite en una olla profunda a fuego medio/alto. Añadir los brotes de Bruselas, zanahorias y frijoles verdes. Cocinar por 5 minutos, revolviendo constantemente. Verter el caldo y añadir el tomate. Revolver y cocinar por 10 minutos. Reducir el fuego al mínimo.

Añadir la pasta de tomate y rociar con pimienta, pimienta cayena y tomillo.

Cocinar por 5 minutos y remover del fuego.

Información nutricional por porción: Kcal: 133, Proteínas: 4.2g, Carbohidratos: 16.3g, Grasas: 6.5g

31.   Trucha con Puré de Papa

Ingredientes:

1 libra de filetes de trucha

1 taza de batatas, en trozos

½ taza de cebollas de verdeo, picadas

3 cucharadas de aceite de oliva

2 cucharadas de jugo de limón, recién exprimido

3 dientes de ajo, aplastados

½ cucharadita de pimienta negra, molida

1 cucharada de romero fresco, picado

1 cucharadita de vinagre balsámico

Preparación:

Poner las papas trozadas en una olla de agua hirviendo y cocinar por 10 minutos. Remover del fuego y colar. Dejar a un lado.

En un tazón pequeño, combinar el aceite de oliva, jugo de limón, ajo, pimienta y romero. Revolver bien y dejar a un lado.

Precalentar el grill a temperatura media/alta. Cepillar los filetes con marinada y grillar por 3-4 minutos de cada lado. Cepillar ocasionalmente mientras se grillan. Transferir los filetes a un tazón y tapar. Dejar a un lado.

Poner las papas y marinada restante en una procesadora. Pulsar hasta que esté suave y dejar a un lado.

Servir los filetes con puré de papa.

Información nutricional por porción: Kcal: 363, Proteínas: 31.3g, Carbohidratos: 13g, Grasas: 20.4g

32. Batido de Sandía y Col Rizada

Ingredientes:

1 taza de col rizada fresca, en trozos

1 taza de trozos de sandía

1 cucharadita de cúrcuma, molida

1 cucharada de miel líquida

½ taza de crema agria, baja en grasas

Preparación:

Lavar la col rizada bajo agua fría. Colar y trozar. Dejar a un lado.

Pelar la sandía y cortarla longitudinalmente por la mitad. Cortar un gajo grande y pelarlo. Trozar y remover las semillas. Dejar a un lado.

Combinar la col rizada, sandía, cúrcuma, miel y crema agria en una procesadora o licuadora. Pulsar hasta que esté cremoso. Transferir a vasos y refrigerar 15 minutos antes de servir.

Información nutricional por porción: Kcal: 198, Proteínas: 3.4g, Carbohidratos: 21g, Grasas: 12.3g

33. Ensalada de Kiwi y Frambuesas

Ingredientes:

2 kiwis grandes, en trozos

1 taza de frambuesas

1 taza de sandía, en trozos

1 durazno grande, en trozos

2 cucharadas de jugo de limón, recién exprimido

2 cucharadas de jugo de naranja, recién exprimido

2 cucharadas de nueces, en trozos

Preparación:

En un tazón pequeño, combinar el jugo de limón, jugo de naranja y nueces. Revolver y dejar a un lado.

Lavar el durazno y cortarlo por la mitad. Remover el carozo y trozarlo. Lavar las frambuesas bajo agua fría. Pelar los kiwis y cortarlos por la mitad longitudinalmente.

Cortar la sandía por la mitad. Cortar un gajo grande y pelarlo. Remover las semillas y rellenar una taza medidora. Envolver el resto en papel film y refrigerar.

Combinar los kiwis, frambuesas, sandía y durazno en un tazón de ensalada grande. Rociar con aderezo y sacudir para combinar.

Refrigerar por 15 minutos antes de servir.

Información nutricional por porción: Kcal: 126, Proteínas: 3.2g, Carbohidratos: 22.6g, Grasas: 3.9g

34. Pollo con Arroz Marrón

Ingredientes:

1 libra de pechugas de pollo, sin piel ni hueso

1 taza de arroz marrón

¼ taza de cebollas de verdeo, picadas

1 zanahoria pequeña, en rodajas

2 cucharadas de aceite de oliva

¼ cucharadita de cúrcuma, molida

¼ cucharadita de pimienta negra, molida

¼ cucharadita de orégano seco, molido

Preparación:

Poner el arroz en una olla profunda. Añadir 3 tazas de agua y hervir. Cocinar por 15 minutos y reducir el fuego al mínimo. Agregar la cúrcuma y cocinar 2 minutos más. Remover del fuego. Añadir las cebollas de verdeo y dejar a un lado.

Precalentar el aceite en una sartén grande a fuego medio/alto. Añadir las cebollas y zanahoria y cocinar por 3-4 minutos.

Agregar la carne y rociar con pimienta y orégano. Cocinar por 4-5 minutos. Remover del fuego y transferir a un plato.

Servir las pechugas con arroz.

Información nutricional por porción: Kcal: 456, Proteínas: 36.6g, Carbohidratos: 38.1g, Grasas: 16.7g

35. Magdalenas Verdes

Ingredientes:

2 tazas de harina de trigo

¼ taza de espinaca

1 cucharada de crema agria, baja en grasas

1 cucharada de polvo de hornear

1 taza de leche baja en grasas

2 huevos grandes

Preparación:

Precalentar el horno a 300°.

En un tazón grande, combinar la harina y polvo de hornear. Dejar a un lado.

En otro tazón, combinar los huevos, crema agria y leche. Batir bien y dejar a un lado.

Usando una batidora eléctrica, unir ambas mezclas. Finalmente, añadir la espinaca hasta obtener una masa suave.

Verter la masa en moldes de magdalenas. Llevar al horno por 20-25 minutos.

Servir caliente.

Información nutricional por porción: Kcal: 185, Proteínas: 8.6g, Carbohidratos: 31.7g, Grasas: 4.2g

36.   Estofado de Tomate y Berenjena

Ingredientes:

2 tomates grandes, sin piel y en cubos

1 berenjena pequeña, en trozos

1 pimiento rojo mediano, en trozos

1 taza de batatas, en trozos

2 dientes de ajo, aplastados

3 cucharadas de aceite de oliva

½ cucharadita de pimienta negra, molida

1 cucharadita de sal

Preparación:

Pelar las berenjenas y trozarlas. Poner en un tazón grande y rociar con sal. Dejar reposar por 15 minutos. Lavar bien y secar con papel de cocina. Dejar a un lado.

Lavar, pelar y trozar los vegetales. Llevar a una olla presión junto con las berenjenas. Rociar con pimienta y verter agua hasta cubrir.

Tapar y cocinar por 2 horas a fuego mínimo, revolviendo ocasionalmente.

Información nutricional por porción: Kcal: 153, Proteínas: 2.3g, Carbohidratos: 18.9g, Grasas: 8.8g

37. Filetes de Caballa Marinados

Ingredientes:

1 libra de filetes de caballa

4 dientes de ajo, aplastados

2 cucharadas de perejil fresco, picado fino

½ taza de aceite de oliva

2 cucharadas de jugo de limón, recién exprimido

¼ cucharadita de pimienta negra molida fresca

1 cucharada de romero fresco, picado

1 cucharadita de vinagre balsámico

Preparación:

En un tazón grande, combinar el ajo, aceite, limón, pimienta, romero y vinagre. Mezclar bien y remojar los filetes en la marinada. Cubrir con papel film y refrigerar por 30 minutos.

Precalentar el grill a temperatura media/alta. Grillar los filetes por 4-5 minutos de cada lado.

Servir el pescado con vegetales hervidos o asados.

Información nutricional por porción: Kcal: 490, Proteínas: 36.5g, Carbohidratos: 2.5g, Grasas: 36.6g

38. Sopa Crema Verde

Ingredientes:

1 taza de brócoli fresco, en trozos

1 taza de coliflor, en trozos

4 cucharadas de perejil fresco, picado fino

¼ cucharadita de ají picante, molido

1 cucharadita de tomillo seco, molido

½ taza de leche baja en grasas

Preparación:

Poner el brócoli y coliflor en una olla profunda. Añadir agua hasta cubrir los ingredientes y hervir. Cocinar por 5 minutos. Remover del fuego y colar. Dejar reposar.

Transferir el brócoli y coliflor a una licuadora. Añadir ½ taza de agua y rociar con ají picante. Procesar hasta que sea puré y transferir a una olla limpia.

Añadir 2 tazas de agua y rociar con perejil picado. Hervir y reducir el fuego al mínimo. Cocinar por 2 minutos. Agregar la leche y revolver. Cocinar hasta que caliente.

Servir caliente.

Información nutricional por porción: Kcal: 490, Proteínas: 36.5g, Carbohidratos: 2.5g, Grasas: 36.6g

39.   Ensalada Mediterránea Fresca

Ingredientes:

2 tomates grandes, en trozos

1 taza de Lechuga Romana, en trozos

1 pimiento verde grande, en rodajas

1 cebolla morada pequeña, en rodajas

1 pepino pequeño, en rodajas

1 cucharada de vinagre balsámico

3 cucharadas de aceite de oliva extra virgen

1 cucharada de perejil fresco, picado fino

1 cucharadita de Mezcla de sazón italiano

Preparación:

Lavar los tomates y ponerlos en un tazón de ensalada grande. Cortarlos en trozos pequeños.

Lavar la lechuga bajo agua fría y colar. Trozar y añadirla al tazón.

Lavar el pimiento y cortarlo por la mitad. Remover las semillas y cortar en rodajas. Añadirlo al tazón.

Lavar el pepino y cortarlo en rodajas finas. Añadirlo al tazón.

Combinar el vinagre balsámico, aceite de oliva, perejil y mezcla de sazón italiano. Verter sobre la ensalada. Sacudir para combinar.

Refrigerar por 15 minutos antes de servir.

Información nutricional por porción: Kcal: 238, Proteínas: 1.9g, Carbohidratos: 10.7g, Grasas: 10.9g

40.   Ternera Grillada con Palta y Champiñones

Ingredientes:

1 libra de carne magra, en trozos pequeños

1 taza de champiñones Cremini, en trozos

1 taza de palta, sin piel y en trozos

1 taza de lechuga de cordero

1 tomate mediano, en trozos

1 cucharadita de tomillo seco, molido

¼ cucharadita de pimienta negra, molida

3 cucharadas de aceite de oliva

Preparación:

Lavar la carne bajo agua fría y secar con papel de cocina. Trozar en piezas pequeñas y dejar a un lado.

Precalentar el aceite en una sartén antiadherente grande a fuego medio/alto. Añadir la carne y rociar con pimienta. Cocinar por 5 minutos y agregar los champiñones. Rociar con tomillo y cocinar 7-10 minutos más. Remover del fuego y dejar a un lado.

Combinar la palta, tomate y lechuga en un plato. Agregar la carne y champiñones y servir inmediatamente.

Información nutricional por porción: Kcal: 373, Proteínas: 29.1g, Carbohidratos: 5.7g, Grasas: 26.3g

41.   Ensalada de Espinaca y Zanahoria

Ingredientes:

2 zanahorias grandes, en rodajas

½ taza de espinaca fresca, en trozos grandes

1 tomate grande, en trozos

2 onzas de arándanos

4 cucharadas de jugo de limón, recién exprimido

2 cucharadas de jugo de naranja, recién exprimido

¼ cucharadita de comino, molido

1 cucharadita de mostaza amarilla

Preparación:

En un tazón pequeño, combinar el jugo de limón, jugo de naranja, comino y mostaza amarilla. Revolver bien y dejar a un lado.

En un tazón de ensalada grande, combinar las zanahorias, espinaca, tomate y arándanos. Revolver y rociar con la marinada. Sacudir para cubrir.

Refrigerar por 10 minutos antes de servir.

Información nutricional por porción: Kcal: 81, Proteínas: 2.3g, Carbohidratos: 17.5g, Grasas: 0.7g

42.   Avena con Nuez

Ingredientes:

1 cucharada de nueces, en trozos

1 taza de avena

1 taza de agua

1 cucharada de miel

¼ taza de dátiles, en trozos

½ taza de crema agria, baja en grasas

Preparación:

Combinar el agua y avena en una olla pequeña a fuego medio/alto. Hervir y cocinar por 2 minutos. Remover del fuego y dejar enfriar completamente.

Combinar las nueces, dátiles, miel y crema agria en un tazón. Agregar la avena y transferir a tazones para servir.

Información nutricional por porción: Kcal: 397, Proteínas: 8.7g, Carbohidratos: 55.9g, Grasas: 17.1g

43. Batido de Granada y Almendra

Ingredientes:

1 granada mediana

1 taza de yogurt, bajo en grasas

2 cucharadas de jugo de limón, recién exprimido

1 cucharada de miel

1 cucharada de almendras, trozadas

Preparación:

Cortar la parte superior de la granada. Remover las semillas y transferir la granada a una procesadora.

Añadir el yogurt, jugo de limón y miel. Pulsar hasta que esté cremoso y transferir a vasos. Cubrir con almendras y refrigerar por 20 minutos antes de servir.

Información nutricional por porción: Kcal: 190, Proteínas: 8.3g, Carbohidratos: 31.2g, Grasas: 3.1g

44.   Huevos Revueltos con Pollo

Ingredientes:

10 onzas de filetes de pollo

4 huevos grandes

1 cebolla morada pequeña, picada fina

1 pimiento rojo mediano, en trozos

2 cucharadas de aceite de oliva

1 cucharada de perejil fresco, picado fino

1 cucharadita de tomillo seco, molido

Preparación:

En un tazón mediano, batir los huevos y perejil. Dejar a un lado.

Precalentar el aceite en una sartén grande a fuego medio/alto. Añadir las cebollas y pimiento y cocinar 3 minutos. Agregar el pollo y cocinar por 5 minutos más, revolviendo ocasionalmente.

Verter la mezcla de huevo y esparcir bien. Cocinar por 3-4 minutos.

Servir inmediatamente.

Información nutricional por porción: Kcal: 378, Proteínas: 36.5g, Carbohidratos: 6g, Grasas: 23.1g

45.   Untado de Porotos

Ingredientes:

1 libra de porotos, pre cocidos

1 taza de maíz dulce

2 tomates grandes, en cubos

4 cucharadas de pasta de tomate

½ cucharadita de orégano seco, molido

3 cucharadas de aceite de oliva

¼ cucharadita de pimienta negra, molida

Preparación:

Remojar los porotos por la noche. Lavar y colar bien, y llevar a una olla profunda. Añadir 6 tazas de agua y hervir. Reducir el fuego al mínimo y cocinar por 1 hora. Remover del fuego, colar y dejar a un lado.

Precalentar el aceite en una sartén grande a fuego medio/alto. Añadir los tomates, pasta de tomate y ½ taza de agua. Rociar con pimienta y orégano a gusto, y revolver bien. Cocinar por 5 minutos, revolviendo constantemente.

Poner los porotos en una procesadora y añadir 2 cucharadas de mezcla de tomates y 2 cucharadas de agua. Pulsar hasta que se incorpore bien. Transferir a la sartén con las papas y revolver. Añadir el maíz y cocinar por 5 minutos más, revolviendo constantemente.

Remover el fuego y dejar enfriar completamente. Refrigerar por 30 minutos antes de servir.

Información nutricional por porción: Kcal: 268, Proteínas: 14.2g, Carbohidratos: 41.8g, Grasas: 6.2g

46. Batata con Verdes de Ensalada

Ingredientes:

1 taza de batata, en trozos

1 taza de verdes de ensalada, en trozos

1 zanahoria grande, en rodajas

1 cebolla pequeña, picada fina

2 dientes de ajo, aplastados

2 cucharadas de aceite de oliva

Preparación:

Lavar los verdes bien bajo agua fría. Trozarlos y dejar a un lado.

Pelar las batatas y trozarlas. Rellenar un vaso medidor y reservar el resto para otra receta. Ponerlas en una olla de agua hirviendo y cocinar por 15 minutos. Remover del fuego y colar.

Precalentar el aceite en una sartén grande a fuego medio/alto. Añadir el ajo, zanahoria y cebolla, y cocinar por 3 minutos. Agregar las batatas y verdes de ensalada, y cocinar por 5 minutos más. Remover del fuego y servir inmediatamente.

Información nutricional por porción: Kcal: 250, Proteínas: 3.4g, Carbohidratos: 29.7g, Grasas: 14.4g

47. Sardinas Marinadas

Ingredientes:

1 libra de sardinas frescas, limpias

1 cucharadita de romero seco, picado

1 cucharada de perejil fresco, picado fino

1 taza de aceite de oliva

2 dientes de ajo, aplastados

¼ cucharadita de pimienta negra, molida

2 cucharadas de jugo de limón, recién exprimido

Preparación:

Poner el pescado en un colador grande y lavar bajo agua fría. Secar con papel de cocina y dejar a un lado.

En un tazón grande, combinar el aceite, perejil, romero, ajo, pimienta y jugo de limón. Revolver bien y remojar el pescado en la marinada. Tapar y refrigerar por 1 hora.

Precalentar el grill a temperatura media/alta. Grillar el pescado por 3-4 minutos de cada lado. Cepillar con marinada mientras se cocina.

Remover y servir con ensalada de papa o vegetales al vapor.

Información nutricional por porción: Kcal: 442, Proteínas: 37.5g, Carbohidratos: 1.3g, Grasas: 31.5g

48.   Cazuela Verde

Ingredientes:

1 taza de col rizada, en trozos

1 taza de verdes de ensalada, en trozos

1 tomate grande, en cubos

½ taza de queso crema bajo en grasas

½ taza de leche baja en grasas

4 huevos grandes, batidos

1 cucharadita de orégano seco, molido

1 cucharada de perejil fresco, picado fino

¼ cucharadita de pimienta roja molida

Preparación:

Precalentar el horno a 400°.

Poner papel de hornear en una cazuela mediana y dejar a un lado.

Combinar los verdes de ensalada y col rizada en un colador. Lavar bien bajo agua fría. Trozar y poner en una olla profunda. Añadir 2 tazas de agua y hervir. Reducir el fuego al mínimo y cocinar por 5 minutos. Remover del fuego.

Colar y transferir a una cazuela junto con el tomate. Dejar a un lado.

Batir los huevos con leche y queso en un tazón mediano. Rociar con orégano, perejil y pimienta, y mezclar con una batidora eléctrica. Verter la mezcla sobre los vegetales y llevar al horno.

Hornear por 20 minutos. Remover y dejar reposar antes de cortar y servir.

Información nutricional por porción: Kcal: 211, Proteínas: 10.8g, Carbohidratos: 7.7g, Grasas: 15.9g

49.   Filetes de Carne Molida

Ingredientes:

1 libra de carne magra molida

½ taza de pan rallado

2 rebanadas de pan de trigo

1 cebolla pequeña, picada fina

1 pimiento rojo mediano, picado fino

2 huevos grandes

2 cucharadas de perejil fresco, picado fino

¼ cucharadita de pimienta negra, molida

Preparación:

Precalentar el horno a 375°. Poner papel de hornear en una fuente grande y dejar a un lado.

Remojar las rebanadas de pan en ½ taza de agua por 1 minuto. Remover el agua con las manos y llevar a un tazón grande. Añadir la carne, cebolla, pimiento rojo, huevos, perejil y pimienta. Revolver con las manos hasta obtener una masa.

Esparcir el pan rallado en una fuente de hornear. Formar filetes pequeños y pasarlos por pan rallado.

Poner los filetes en la fuente preparada y llevar al horno por 30 minutos. Remover y servir caliente.

Información nutricional por porción: Kcal: 329, Proteínas: 40.2g, Carbohidratos: 16.3g, Grasas: 10.5g

50.   Verdes Estofados

Ingredientes:

7 onzas de col rizada, en trozos

7 onzas de verdes de ensalada, en trozos

7 onzas de puerros, en trozos

4 dientes de ajo, aplastados

1 cebolla pequeña

2 cucharadas de aceite de oliva

1 cucharada de vinagre balsámico

¼ cucharadita de pimienta negra, molida

Preparación:

Combinar la col rizada, verdes de ensalada y puerros en un colador grande. Lavar bien y trozarlos. Dejar a un lado.

Poner los verdes en una olla profunda. Añadir agua hasta cubrir y hervir. Cocinar por 2 minutos y remover del fuego. Colar y dejar a un lado.

Precalentar el aceite en una sartén grande a fuego medio/alto. Añadir las cebollas y ajo y freír hasta que trasluzcan. Agregar los verdes y rociar con vinagre. Sazonar con pimienta a gusto y reducir el fuego al mínimo. Cocinar por 4-5 minutos. Remover y servir.

Información nutricional por porción: Kcal: 188, Proteínas: 4.9g, Carbohidratos: 23.6g, Grasas: 10g

51. Filetes de Pavo Rojos

Ingredientes:

1 libra de filetes de pavo

1 cucharadita de pimienta cayena, molida

½ cucharadita de tomillo seco

1 taza de caldo de pollo

2 cucharadas de harina de trigo

2 cucharadas de aceite de oliva

1 cucharadita de vinagre balsámico

Preparación:

Lavar la carne bajo agua fría y secar con papel de cocina. Dejar a un lado.

En un tazón grande, combinar el caldo de pollo, harina, vinagre, pimienta cayena y tomillo. Revolver y dejar a un lado.

Precalentar el aceite en una sartén grande a fuego medio/alto. Añadir el ajo y freír por 3 minutos. Agregar la carne y cocinar 5 minutos de cada lado. Verter el caldo y continuar cocinando hasta que caliente.

Remover del fuego y servir inmediatamente.

Información nutricional por porción: Kcal: 277, Proteínas: 34.9g, Carbohidratos: 3.2g, Grasas: 13.2g

52. Omelette de Batata y Apio

Ingredientes:

1 taza de batatas, en trozos

1 taza de apio, en trozos

5 huevos grandes, batidos

2 cucharadas de leche baja en grasas

1 cucharada de perejil fresco, picado fino

1 cucharadita de aceite vegetal

Preparación:

Poner las batatas en una olla de agua hirviendo. Cocinar por 10 minutos. Remover del fuego y colar. Dejar enfriar.

En un tazón grande, batir los huevos con leche y perejil. Mezclar hasta que se incorpore bien y dejar a un lado.

Mientras tanto, precalentar el aceite en una sartén grande a fuego medio/alto. Añadir el apio y cocinar por 3-4 minutos. Verter la mezcla de huevo y continuar cocinando por 3-4 minutos.

Remover del fuego y doblar el Omelette por la mitad. Servir inmediatamente

Información nutricional por porción: Kcal: 202, Proteínas: 11.8g, Carbohidratos: 16.2g, Grasas: 10.2g

53. Espárragos con Ajo

Ingredientes:

1 libra de espárragos, recortados y en trozos

4 dientes de ajo, picados

½ taza de crema agria, baja en grasas

1 cucharada de jugo de limón, recién exprimido

1 cucharadita de tomillo seco, molido

¼ cucharadita de pimienta negra, molida

2 cucharadas de aceite de oliva extra virgen

Preparación:

En un tazón mediano, combinar la crema agria, jugo de limón, tomillo, pimienta y 1 cucharada de aceite. Revolver y dejar a un lado.

Precalentar el aceite restante en una sartén grande a fuego medio/alto. Añadir el ajo y freír por 2 minutos. Agregar los espárragos trozados. Cocinar por 3 minutos más y verter la mezcla de crema agria. Cocinar hasta que se caliente y remover del fuego.

Servir caliente.

Información nutricional por porción: Kcal: 121, Proteínas: 4.9g, Carbohidratos: 9.3g, Grasas: 8.3g

54.   Filetes de Res con Pimientos

Ingredientes:

1 libra de filetes de carne magra

2 cucharadas de aceite de oliva

1 cucharada de jugo de limón, recién exprimido

3 dientes de ajo, picados

1 cucharadita de vinagre balsámico

1 pimiento amarillo grande, en trozos

¼ cucharadita de pimienta negra molida fresca

1 cucharadita de tomillo seco, molido

Preparación:

Lavar los filetes bajo agua fría y secar con papel de cocina. Dejar a un lado.

En un tazón pequeño, combinar el jugo de limón, vinagre y tomillo. Revolver.

Precalentar el aceite en una sartén grande a fuego medio/alto. Añadir los filetes y cocinar por 10 minutos de cada lado. Verter el aderezo y cocinar 1 minuto más.

Remover del fuego y servir con pimiento fresco.

Información nutricional por porción: Kcal: 365, Proteínas: 40.5g, Carbohidratos: 4.5g, Grasas: 20g

55.   Ensalada de Frutillas y Arándanos

Ingredientes:

1 taza de frutillas, en trozos

1 taza de arándanos, en trozos

1 banana grande, en rodajas

1 zanahoria grande, en rodajas

2 cucharadas de nueces, en trozos

2 cucharadas de almendras, trozadas

2 cucharadas de jugo de limón, recién exprimido

2 cucharadas de jugo de naranja, recién exprimido

Preparación:

Lavar las frutillas y arándanos bajo agua fría. Colar y trozar en piezas pequeñas. Dejar a un lado.

Lavar la zanahoria y pelarla. Cortar en rodajas finas y dejar a un lado. Pelar la banana y cortarla en rodajas finas.

En un tazón pequeño, combinar el jugo de limón, jugo de naranja, almendras y nueces. Revolver y dejar a un lado.

Poner las frutillas, arándanos, zanahoria y banana en un tazón grande de ensalada. Rociar con el aderezo y sacudir para cubrir.

Refrigerar 15 minutos antes de servir.

Información nutricional por porción: Kcal: 195, Proteínas: 3.6g, Carbohidratos: 26.1g, Grasas: 5.6g

56. Pollo Estofado con Coliflor

Ingredientes:

1 libra de pechugas de pollo, sin piel ni hueso

1 taza de coliflor, en trozos

½ taza de brócoli, en trozos

1 taza de caldo de pollo

½ taza de pasta de tomate

2 cucharadas de aceite de oliva

3 dientes de ajo, picados

½ cucharadita de cúrcuma, molida

¼ cucharadita de pimienta negra, molida

Preparación:

Lavar la carne bajo agua fría y secarla con papel de cocina. Trozarla en piezas pequeñas y dejar a un lado.

Poner la coliflor y brócoli en una olla de agua hirviendo. Cocinar por 10 minutos, remover del fuego y colar.

Precalentar el aceite en una olla profunda a fuego medio/alto. Añadir el pollo y cocinar por 5-7 minutos, hasta que dore.

Añadir el caldo y pasta de tomate. Hervir y reducir el fuego al mínimo. Agregar la coliflor y brócoli, y rociar con cúrcuma y pimienta. Continuar cocinando por 5 minutos y remover del fuego.

Servir caliente.

Información nutricional por porción: Kcal: 256, Proteínas: 28.3g, Carbohidratos: 7.6g, Grasas: 12.6g

57. Batido de Zanahoria y Pepino

Ingredientes:

2 zanahorias grandes, en trozos

1 pepino grande, en trozos

1 manzana verde grande, en trozos pequeños

½ taza de Yogurt griego, bajo en grasas

½ cucharadita de canela, molida

1 cucharada de almendras, trozadas

Preparación:

Lavar y pelar las zanahorias y el pepino. Cortar en rodajas finas y dejar a un lado.

Lavar la manzana y remover el centro. Cortar en trozos pequeños y dejar a un lado.

Combinar las zanahorias, pepino, manzana, yogurt, canela y miel en una procesadora. Pulsar hasta que esté suave y cremoso. Transferir a vasos y cubrir con almendras.

Refrigerar por 15 minutos antes de servir.

Información nutricional por porción: Kcal: 117, Proteínas: 5.8g, Carbohidratos: 21g, Grasas: 2g

58.   Barras Frutales Congeladas

Ingredientes:

½ taza de moras

1 taza de cerezas, sin carozo y en trozos

½ taza de pasas de uva

½ taza de copos de avena

1 cucharada de miel

½ taza de aceite de coco

2 tazas de queso crema bajo en grasas

Preparación:

Lavar y preparar la fruta.

En un tazón grande, combinar los ingredientes excepto la miel y mezclar con una batidora eléctrica.

Esparcir la mezcla en una fuente de hornear grande.

Congelar por 2 horas y servir.

Puede también verter la mezcla en tazas y añadir palillos de helado.

Información nutricional por porción: Kcal: 314, Proteínas: 4.4g, Carbohidratos: 15g, Grasas: 27.4g

OTROS TITULOS DE ESTE AUTOR

70 Recetas De Comidas Efectivas Para Prevenir Y Resolver Sus Problemas De Sobrepeso: Queme Calorías Rápido Usando Dietas Apropiadas y Nutrición Inteligente

Por

Joe Correa CSN

48 Recetas De Comidas Para Eliminar El Acné: ¡El Camino Rápido y Natural Para Reparar Sus Problemas de Acné En 10 Días O Menos!

Por

Joe Correa CSN

41 Recetas De Comidas Para Prevenir el Alzheimer: ¡Reduzca El Riesgo de Contraer La Enfermedad de Alzheimer De Forma Natural!

Por

Joe Correa CSN

70 Recetas De Comidas Efectivas Para El Cáncer De Mama: Prevenga Y Combata El Cáncer De Mama Con una Nutrición Inteligente y Alimentos Poderosos

Por

Joe Correa CSN

www.ingramcontent.com/pod-product-compliance
Lightning Source LLC
Chambersburg PA
CBHW030254030426
42336CB00009B/379